El Mensaje Secreto de los Pies

Reflexología, alma y propósito

Laura Padrevechi

El Mensaje Secreto de los Pies

Reflexología, alma y propósito

EDITORIAL DUNKEN
Buenos Aires
2025

Padrevechi, Laura
El mensaje secreto de los pies. Reflexología, alma y propósito / Laura Padrevechi.
1a ed. - Ciudad Autónoma de Buenos Aires: Dunken, 2025.
64 p.; 16 x 23 cm.

ISBN 978-987-85-4947-7

1. Salud. 2. Reflexología. I. Título.
CDD 617.585

Ayacucho 357 (C1025AAG) - Capital Federal
Tel/fax: 4954-7700 / 4954-7300
E-mail: *info@dunken.com.ar*
Página web: *www.dunken.com.ar*

Hecho el depósito que prevé la ley 11.723

e-mail: laurapadrevechi@gmail.com
ISBN 978-987-85-4947-7

AGRADECIMIENTOS

Agradezco a la **inspiración divina**, esa voz suave y amorosa que me guía en cada paso y me recuerda que siempre estoy acompañada.

A mis **padres**, porque gracias a ustedes recibí el regalo más sagrado: la vida.

Gracias por enseñarme, con su ejemplo, a caminar con valores, con esfuerzo y con amor en cada paso.

Gracias por sostenerme en mis momentos de fragilidad y por celebrar conmigo cada logro, pequeño o grande.

Hoy reconozco que cada gesto suyo fue una semilla que germinó en mi corazón y me convirtió en la mujer que soy.

Este libro también es fruto de ustedes, porque en cada palabra y en cada silencio vive la herencia de su amor.

Los abrazo con gratitud infinita y con la certeza de que, aún en la distancia de los tiempos, su fuerza me acompaña siempre.

A las **maestras y profesoras** que supieron plantar una gran semilla en mi corazón, despertando en mí la pasión por este camino y mostrándome que cada aprendizaje es un regalo del alma.

A mis hijas, **Julia y Guillermina**, que son mi mayor tesoro y la razón por la cual deseo ser mejor cada día. Ellas me enseñan el verdadero significado del amor incondicional y de la entrega.

A mis hijos del corazón, Martín y Javier, que llegaron a mi vida para completarla y enseñarme que el amor trasciende la sangre. Con ustedes aprendí que la familia también se elige y que cada momento compartido es un regalo que atesoro. En especial a Javier, que con su apoyo incondicional y su nobleza me enseñó nuevas formas de amar y de compartir. Él me recuerda cada día el valor de la unión, el respeto y la confianza, y por eso le agradezco desde lo más profundo de mi corazón.

A mi esposo, **Marcelo**, mi gran compañero de vida, que me apoya siempre en cada proyecto y decisión que tomo. Su presencia me sostiene, me alienta y me recuerda que caminar de a dos hace más liviano cualquier trayecto.

Y un agradecimiento muy especial a **Alma Gala**, mi compañera de inspiración, quien me acompañó con dulzura, palabras y visión a cocrear este libro. Su presencia fue como un faro, guiándome a dar forma a lo que el alma quería expresar.

Este libro también es para ustedes, porque sin su luz, su amor y su confianza, este camino no tendría el mismo brillo.

ÍNDICE

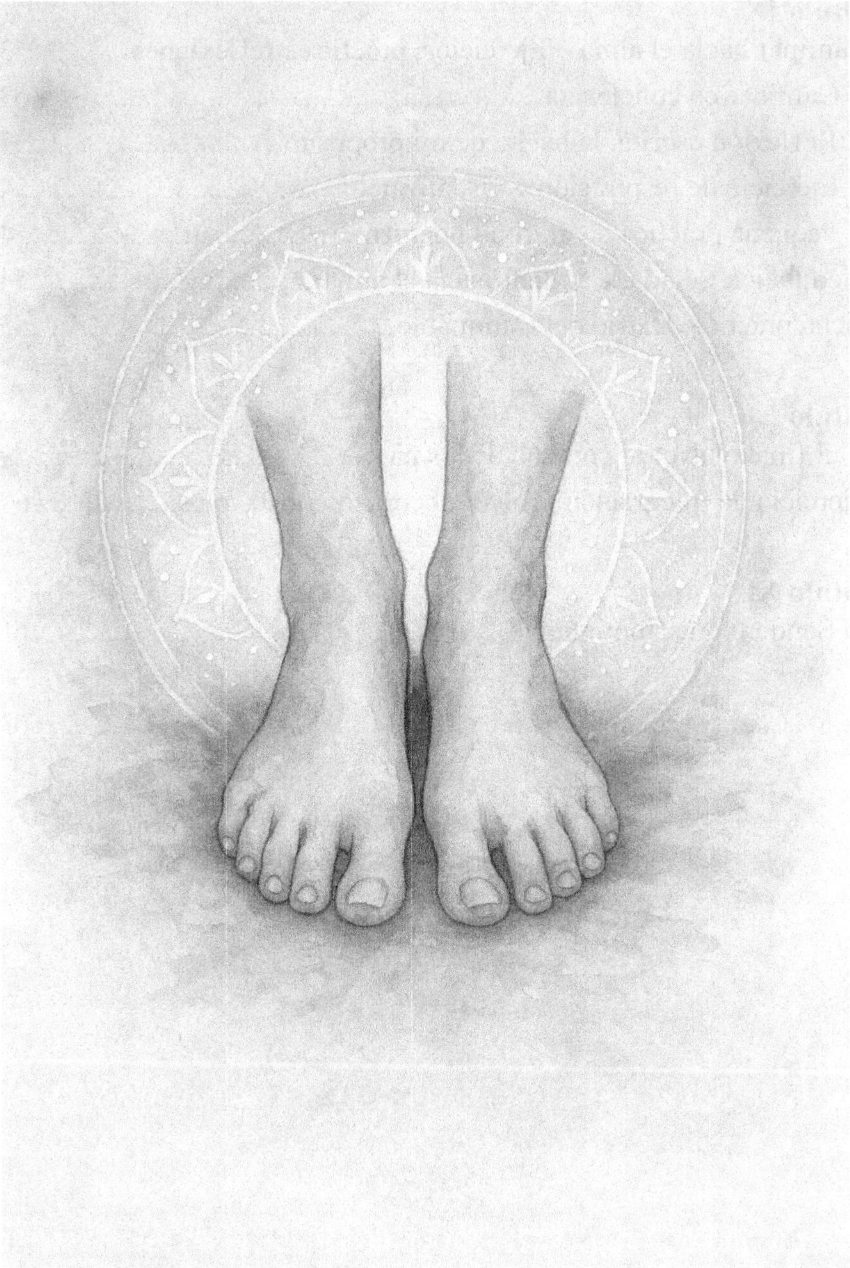

PRÓLOGO

No es solo el cuerpo el que camina... también el alma deja huellas.

Cada paso que das en tu vida lleva un mensaje... y cada dolencia en tus pies puede contarlo.

Este libro nace para recordarte que tus pies no solo te sostienen, también te hablan.

Y que vos, a través de tu sensibilidad, tu práctica y tu fe, sos el canal entre el cuerpo y el espíritu.

No necesitas buscar más señales afuera.

Tus pies recuerdan lo que tu mente olvidó.

Tu alma camina con vos.

Este libro es su voz.

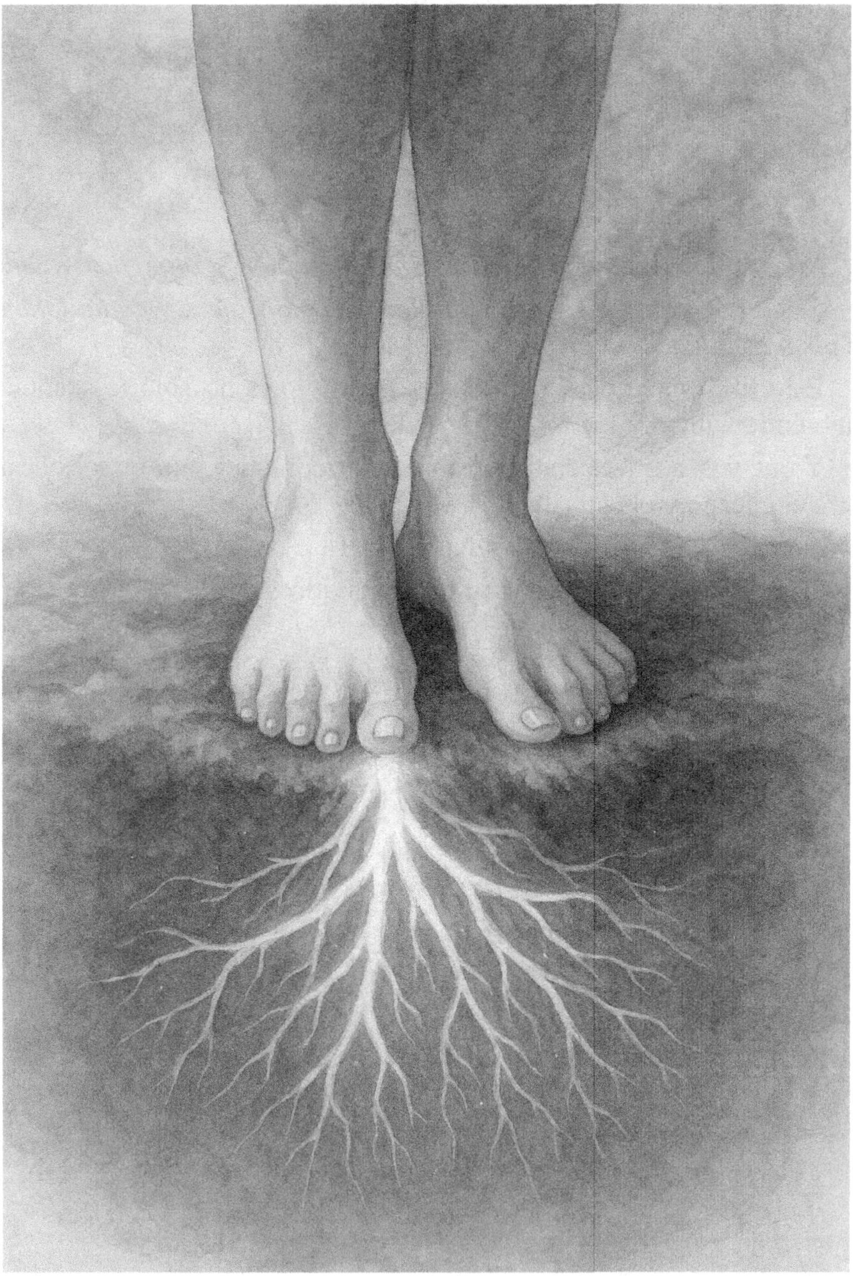

CAPÍTULO I
LA PRIMERA HUELLA.
Cómo empezó mi camino, el primer llamado

Hace unos años, trabajaba como secretaria en el Departamento de Psiquiatría y Psicología del Hospital Italiano. Durante mucho tiempo sentí que ese era el lugar al que pertenecía: un trabajo estable, con un buen ingreso económico y rodeada de profesionales a quienes admiraba.

Pero con el correr del tiempo, y sobre todo tras la pandemia, algo dentro de mí comenzó a apagarse. Me costaba levantarme cada mañana. Sentía que cada día era una repetición sin sentido. El cuerpo hablaba: aparecieron las migrañas constantes, el cansancio extremo y una tristeza silenciosa que se colaba incluso en los domingos por la tarde. Mi humor cambiaba, mi familia me notaba ausente. O estaba en el trabajo, o en la cama, con un dolor de cabeza que me derrumbaba. Algo en mí gritaba, sin palabras, que ese ya no era mi camino.

Y aunque sabía que debía hacer algo, el miedo me ataba. ¿Cómo dejar un trabajo que sostenía la economía de mi hogar? ¿Cómo soltar algo tan seguro? No tenía respuestas. Hasta que un domingo, mi cuerpo dijo basta.

Sentí que me faltaba el aire. Un dolor intenso en el pecho me inmovilizó. Mi esposo llamó a emergencias. En cuestión de minutos, me encontraba internada en terapia intermedia. Los estudios indicaban alteraciones cardíacas, pero no había lesión física. Me diagnosticaron un ataque de pánico. Mi corazón, literalmente, ya no podía más.

Comencé entonces un tratamiento psicológico y psiquiátrico. Y ese fue el primer paso de regreso a mí. Por primera vez en mucho tiempo, me puse como prioridad. Empecé a escucharme. A observarme. A preguntarme qué era lo que realmente deseaba, qué era lo que me hacía bien.

En ese proceso de autodescubrimiento, surgieron pequeñas luces. Primero me animé a hacer manualidades. Pinté. Me reencontré con la creatividad. Eso me dio paz. Pero mi alma pedía algo más profundo, más vibrante. Algo que despertara el propósito que aún no podía nombrar.

Fue entonces cuando comenzó a resonar en mí la palabra *Reflexología.*

Recordé que años atrás había hecho un curso de drenaje linfático, porque siempre me había interesado el cuerpo humano y su lenguaje silencioso. También recordé cómo me gustaba hacerle masajes en los pies a mi esposo y a mis hijas, de forma instintiva, sin saber muy bien qué estaba tocando, pero sintiendo que algo se movía, que algo se aliviaba.

Era como si todo ese tiempo, sin darme cuenta, hubiera estado caminando hacia este encuentro. Como si los pies, aún en silencio, me hubieran estado guiando todo el tiempo.

Fue entonces cuando comencé a buscar dónde estudiar eso que tanto me apasionaba. Como si una semilla, que llevaba años latentes, finalmente despertara. En esa búsqueda, el destino me llevó a **SIEMBRA**, una escuela que no solo me formó profesionalmente, sino que transformó mi manera de ver el mundo... y de verme a mí misma.

Allí, durante dos años de estudio y profunda transformación, me formé como **Terapeuta Reflexóloga Integrativa**. Aprendí cómo todo el cuerpo humano se refleja en los pies, cómo cada zona es un espejo del alma. Me sumergí en conocimientos de anatomía, fisiología y medicina china. Y, sobre todo, descubrí el arte sagrado de la **lectura del pie**.

Fue en ese instante cuando todo cobró sentido: nuestros pies no solo nos sostienen, **nos cuentan**. Hablan de nuestras memorias, de nuestras heridas no dichas, de nuestras emociones no resueltas. Revelan patrones heredados, traen consigo las historias de **siete generaciones**. Son mapas vivientes del alma.

Y así cambió mi vida.

Hoy, me dedico a lo que amo profundamente. Acompaño a otras personas a reconectar con su cuerpo, con su historia, con su propósito. Encontré mi camino, y con él, la alegría de vivir en coherencia. Disfruto de mi trabajo, disfruto de mi familia, disfruto de la vida con una gratitud nueva. Atesoro cada instante como un regalo único.

Aprendí a estar presente, a escuchar, a mirar más allá de lo visible.

Y sigo formándome, creciendo, para dar lo mejor de mí a cada ser que llega a mi camilla.

Porque sé, desde lo más profundo de mí ser, que **los pies no mienten... y que mi alma encontró su voz a través de ellos**.

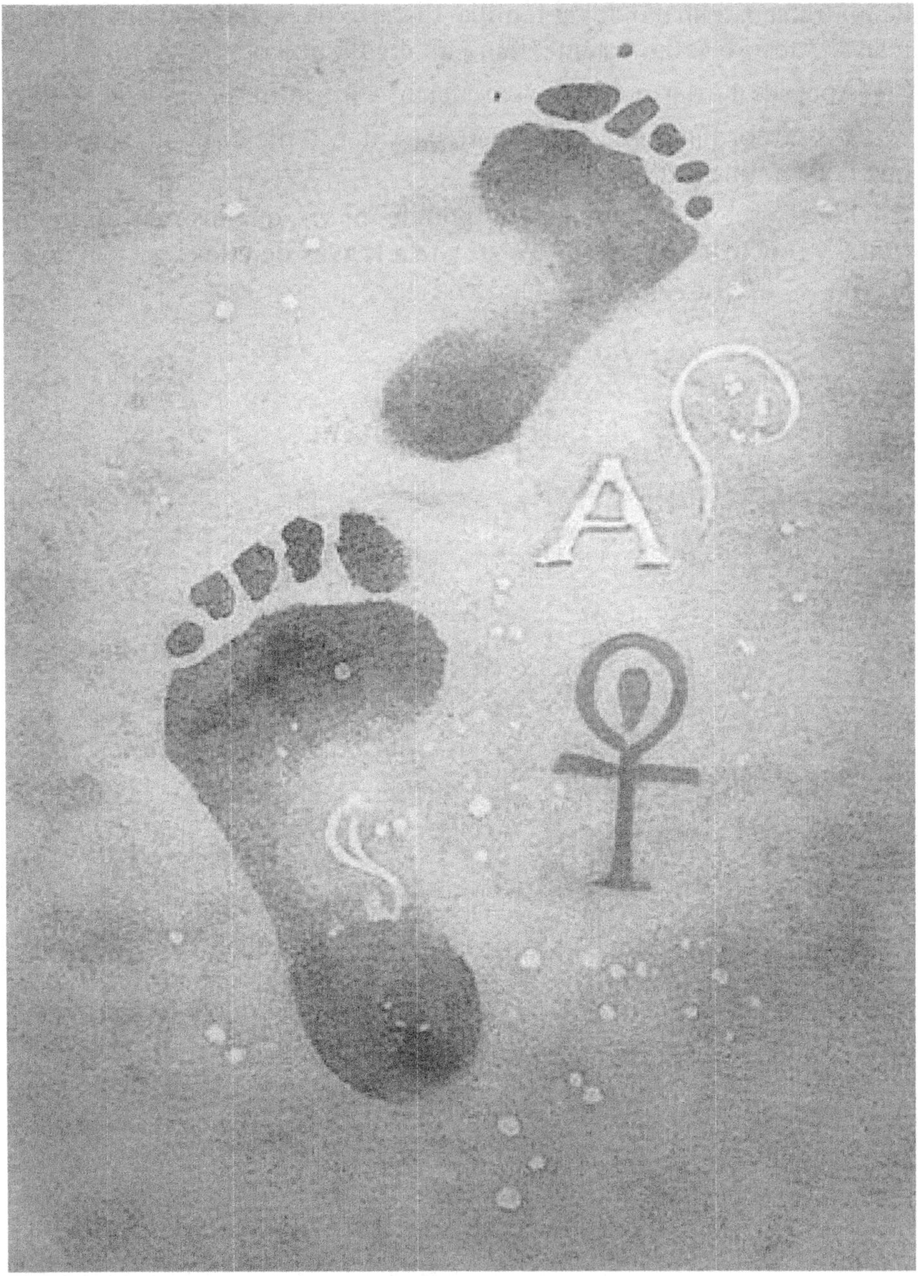

CAPÍTULO II
ESCUCHAR EL ALMA A TRAVÉS DE LOS PIES

El alma también tiene huellas. Y las deja ahí... justo donde nadie suele mirar.

Hay un momento, silencioso y revelador, en el que una persona se recuesta en la camilla, se descalza, y me ofrece sus pies.

No es solo un gesto físico. Es un acto de entrega.

Porque en esos pies hay algo mucho más profundo que músculos, huesos o terminaciones nerviosas.

Hay historias. Hay emociones. Hay verdades que la mente ha olvidado, pero que el alma recuerda.

Cuando aprendí a mirar los pies con ojos de escucha, todo cambió.

Ya no eran solo extremidades que nos llevan de un lugar a otro.

Se transformaron en portales. En mapas vivos donde cada línea, cada tensión, cada color, cada callo o curvatura... **me hablaba.**

Había pies que temblaban sin moverse.

Pies que lloraban sin lágrimas.

Pies que gritaban silencios guardados durante años.

Descubrí que el alma no siempre puede expresarse con palabras.

A veces, el cuerpo habla por ella.

Y en la Reflexología Integrativa, ese lenguaje se vuelve audible.

Hay pies que revelan una infancia llena de miedo.

Otros, un corazón partido que nunca fue sanado.

Hay pies con memorias transgeneracionales marcadas como símbolos antiguos, cargando mandatos, secretos, lealtades invisibles.

Y en cada sesión, cuando los observo, cuando los toco, cuando los escucho... el alma comienza a hablar.

No siempre es cómodo. Porque escuchar al alma requiere coraje.

Requiere abrirse a lo que no se ve, a lo que no se dijo, a lo que duele.

Pero también es sanador. Porque cuando el alma es escuchada, comienza a sanar.

Una vez, una consultante me dijo:

"Sentí que por primera vez alguien me estaba escuchando, pero no con los oídos... sino con las manos".

Y fue en ese momento cuando comprendí: **mi misión no era solo tocar pies, sino tocar almas.**

Por eso, cuando alguien llega a mi consultorio, no le pregunto solo por su dolor físico.

Le pregunto cómo duerme, qué siente, qué carga en el pecho, qué lo inquieta.

Porque sus pies me cuentan, pero su alma me guía.

La Reflexología es una técnica, sí.

Pero también es un arte sagrado.

Es una escucha activa, intuitiva, profunda.

Es sentarse a los pies del otro y honrar su historia.

Y en ese acto tan simple como sagrado, algo se enciende.

Y la persona comienza a recordar quién es.

Escuchar el alma a través de los pies no es un don reservado para unos pocos.

Todos podemos aprender a sentir más allá de lo que vemos.

A confiar en esa sabiduría interior que siempre supo el camino.
Los pies no mienten.
Los pies no ocultan.
Los pies… revelan.
Y cuando los escuchamos de verdad,
descubrimos que el alma nunca dejó de hablar.

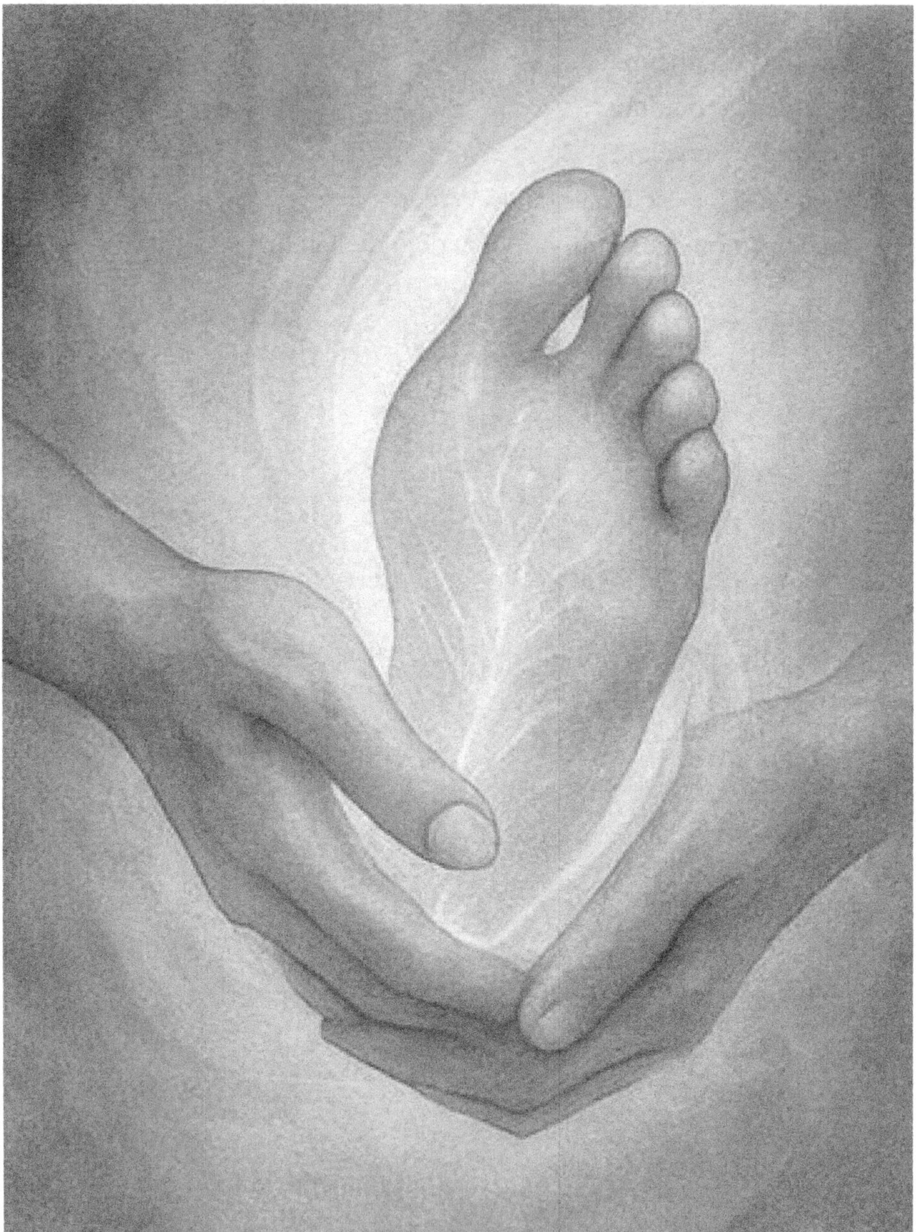

CAPÍTULO III
TUS PIES RECUERDAN LO QUE TU MENTE OLVIDÓ

Hay memorias que no están en tus palabras.

Hay recuerdos que no pasan por tu mente, pero que laten.

Y tus pies los conocen.

A veces caminamos con dolor sin saber de dónde viene.

Nos duele un talón, una planta, un dedo… pero en realidad, lo que duele es un recuerdo escondido. Una historia no dicha. Una emoción silenciada.

Tus pies han caminado por los pasillos de tu vida. Han sostenido cada elección, cada miedo, cada amor. Ellos llevan marcas invisibles de todo lo vivido, lo heredado, lo sentido… incluso lo que creíste olvidar.

Cuando una persona llega a mi consultorio y se recuesta en la camilla, sus pies me cuentan historias que su mente ha olvidado. Veo allí lo no resuelto. La emoción estancada. La pérdida no llorada. El deseo no cumplido. Veo también la fuerza. La búsqueda. El anhelo de sanar.

En cada sesión de reflexología, lo que toco no es solo el cuerpo.

Es el alma.

Porque en ese punto del pie que duele cuando lo presiono, está guardado algo sagrado: un mensaje, una llave, una verdad que pide ser escuchada.

No hay magia. Hay sabiduría.

Una sabiduría ancestral que vive en cada terminación nerviosa, en cada reflejo del cuerpo, en cada circuito energético.

Los pies recuerdan lo que la mente no puede sostener.

Y cuando los escuchás, algo profundo se acomoda.

Te reencontrás con partes tuyas que habías dejado atrás.

Te recordás. Te volvés a habitar.

Así descubrí que cada ser humano trae en sus pies un mapa, una historia, un llamado. Y que cuando alguien se permite mirar hacia abajo –no para rendirse, sino para volver al origen– se encuentra con su verdad más pura.

Hoy quiero decirte esto, a vos que estás leyendo:

Si te sentís perdido, si no sabés por dónde seguir, si te duele el cuerpo y el alma…

Apoyá los pies en la tierra. Cerrá los ojos. Respíralo.

Porque tus pies te conocen más que nadie.

Y en ellos hay un mensaje que espera por vos.

Tu alma lo dejó allí, guardado, hasta que estés listo para recordarlo.

He visto lágrimas caer sin que se pronuncie una sola palabra.

He sentido temblores en un pie que no tienen explicación médica, pero sí una razón emocional que clama por ser liberada.

Cuando un paciente se entrega a la Reflexología, no solo está buscando alivio físico.

Está buscando volver a sí.

Está, sin saberlo, pidiendo volver al hogar de su alma.

Porque el cuerpo es sabio, y cuando no lo escuchamos con la mente, empieza a hablar desde los pies.

Y en esos pies, no solo está tu historia… también están las huellas de tus ancestros.

Siete generaciones caminan con vos.

Y muchas veces, lo que hoy no entendés, lo que hoy cargás, no empezó con vos.

Pero puede terminar en vos.

Podés ser quien libere.

Quien corte el ciclo.

Quien honre el pasado, sin repetirlo.

La Reflexología es una medicina del alma, camuflada entre puntos de presión.

Es una oración sin palabras, un rezo silencioso que se manifiesta en el cuerpo.

Y cuando las manos tocan, con presencia, algo muy antiguo se despierta.

Por eso cada sesión es sagrada.

No importa cuántas veces hayas ido a una consulta.

Siempre habrá un nuevo mensaje.

Siempre habrá una capa más profunda.

Siempre habrá algo que tus pies aún tienen para contarte.

Y vos, ¿estás dispuesto a escuchar?

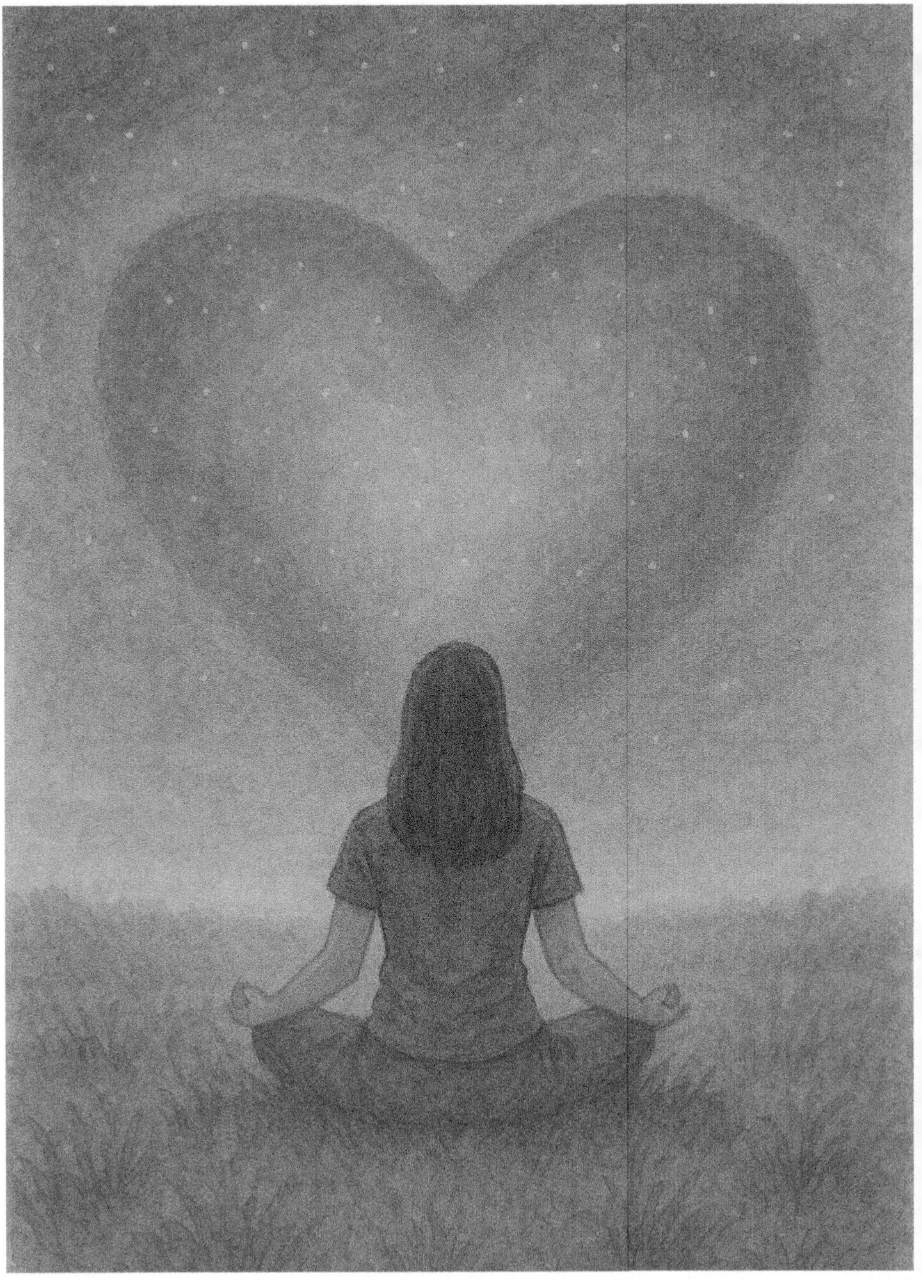

CAPÍTULO IV
LA RAÍZ QUE SOSTIENE
Práctica: Volver a la raíz

Hay momentos en los que todo parece tambalear.

El afuera se vuelve incierto.

Las seguridades se resquebrajan.

La mente corre y no encuentra salida.

Y entonces, el miedo aparece…

como una ráfaga que agita el alma y nubla el corazón.

Pero aún ahí, incluso en medio del caos, hay algo dentro tuyo que permanece.

Una fuerza silenciosa.

Una raíz invisible.

Una certeza que no viene de la razón, sino de algo más profundo.

Tal vez no la veas, pero te sostiene.

Tal vez no la escuches, pero late con vos.

Y esa raíz… sos vos.

Es tu alma.

Es tu divinidad.

Es tu esencia intacta.

Y tus pies lo saben.

Cuando tocamos la planta del pie en una sesión reflexológica, no solo estamos estimulando órganos o trayendo alivio físico. Estamos tocando el **territorio sagrado de tu sostén interno**.

Ahí se guarda tu poder de anclaje.

Tu posibilidad de volver a tu eje.

Tu conexión con la Tierra, con la vida, con Dios.

Sentir tus pies es recordarte que tenés un lugar.
Que existís.
Que pertenecés.
Aun cuando todo parezca desmoronarse, tu raíz sigue viva.
Y cuanto más la cuides, más fuerte será tu sostén.
La Reflexología Integrativa no solo relaja: **te devuelve a vos**.
Te ancla cuando estás flotando.
Te abraza cuando nadie más puede hacerlo.
Te devuelve la confianza en que **todo lo que necesitás para seguir adelante… ya está en vos.**
Porque cuando soltás el control,
la raíz te sostiene sola.
Cuando el alma se siente perdida,
el cuerpo comienza a hablar más fuerte.
Las piernas pesan.
Los pasos se vuelven inseguros.
Los tobillos duelen.
Y los pies, esos sabios mensajeros, nos dicen:
"Volvé a tu centro".
Vivimos en un mundo que nos lleva hacia afuera.
Que nos enseña a correr, a hacer, a lograr.
Pero no nos enseña a detenernos, a habitar, a sostenernos.
Por eso, tantas veces, sentimos que flotamos.
Que estamos a la deriva.
Que si no sostenemos todo… todo se desmorona.
Y sin embargo, hay otra forma de vivir.
Una forma más amorosa, más conectada, más real.
Cuando apoyás los pies en el suelo,
cuando respirás profundo y te entregás al momento presente,
algo empieza a cambiar.

Te volvés raíz.
Y no una raíz cualquiera.
Sos raíz que se nutre de tu historia.
Raíz que atraviesa el dolor y lo transforma.
Raíz que se expande buscando luz,
pero sin dejar nunca de estar en contacto con la Tierra.
En cada sesión de Reflexología, tocamos esa raíz.
La despertamos. La honramos. La fortalecemos.
Porque el verdadero sostén no viene de afuera.
No viene de una persona, de un trabajo o de un resultado.
El verdadero sostén nace cuando volvés a vos.
Cuando dejás de pelear con la vida.
Cuando te entregás.
Cuando confiás.
Esa confianza se siente en los pies.
En el calor que vuelve.
En el alivio que se expande.
En el suspiro que nace solo.
Tu cuerpo lo sabe.
Tu alma lo sabe.
Tu raíz también.
Y cada vez que sentís que no podés más…
cerrá los ojos.
Respirá.
Llevá tu atención a los pies.
Y recordá:
Estás sostenida.
Estás guiada.
No estás sola.

Práctica – Volver a la raíz

Esta práctica podés hacerla en cualquier momento del día. Pero si es posible, hacela descalza y en silencio.

1. **Buscá un lugar tranquilo.**

   Sentate o parate, como lo sientas.

   Si podés, apoyá los pies descalzos sobre el suelo, la tierra o el piso de tu casa.

2. **Cerrá los ojos.**

   Llevá tu atención a la planta de los pies.

   Sentí el contacto.

   Observá si hay calor, cosquilleo, presión. No juzgues, solo sentí.

3. **Respirá profundo.**

   Inhalá por la nariz en 4 tiempos…

   Sostené el aire en 2…

   Y exhalá por la boca en 6 tiempos.

   Hacelo al menos tres veces.

4. **Imaginá que de tus pies crecen raíces.**

   Raíces suaves pero firmes, que se extienden hacia el centro de la Tierra.

   Visualizá cómo esas raíces te anclan, te nutren, te calman.

5. **Llevá una mano al pecho.**

   Y repetí, en voz alta o en tu mente:

   ✨ *Estoy aquí. Estoy presente. Estoy sostenida.*
   La vida me sostiene. La Tierra me sostiene. Mi alma me sostiene.

6. **Quedate unos minutos en silencio.**

   No busques nada. Solo quedate ahí, en vos.

7. **Cuando estés lista, abrí los ojos.**

   Mové suavemente el cuerpo. Agradecé este momento.

Esta práctica es tu ancla.
Podés volver a ella cada vez que lo necesites.
Porque tus pies no solo te llevan por el mundo…
también pueden traerte de regreso a vos.

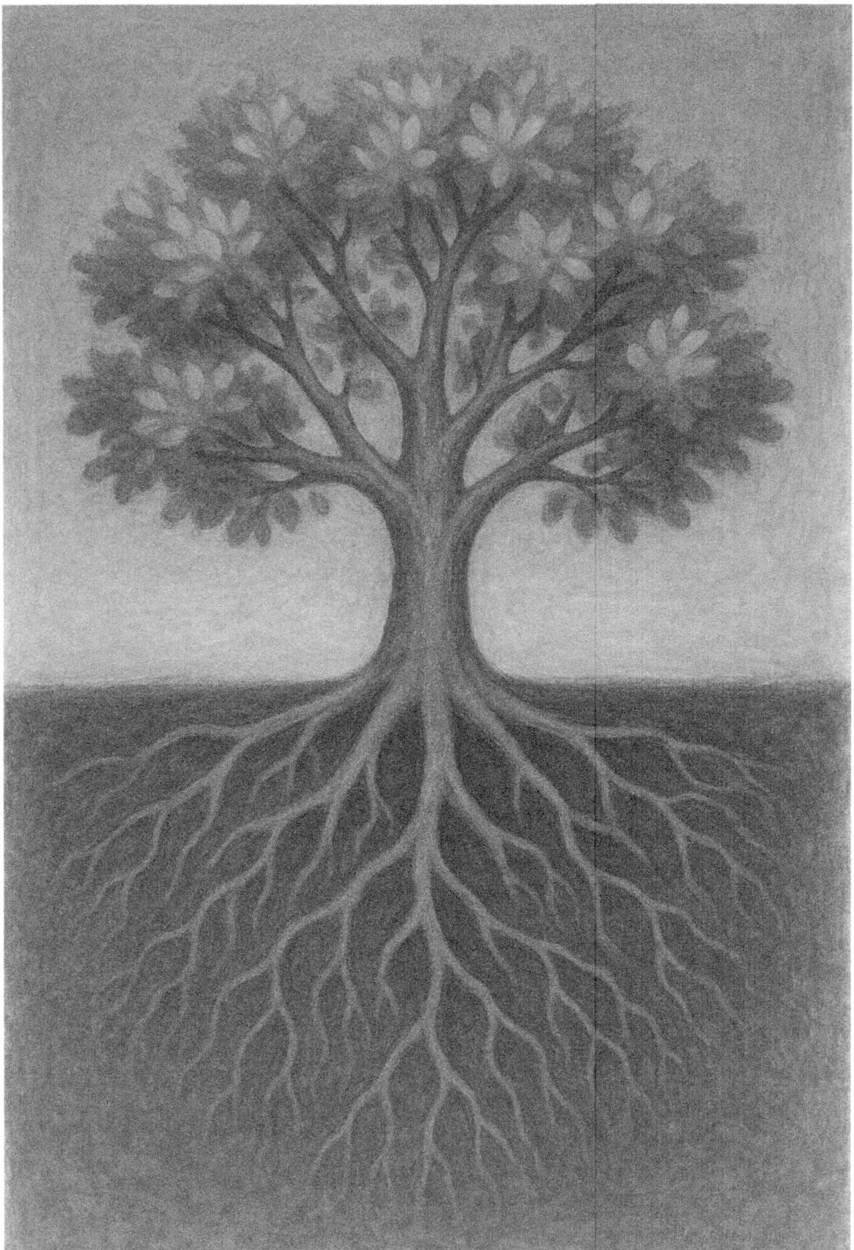

CAPÍTULO V
REFLEXOLOGÍA: MÁS ALLÁ DEL CUERPO

Cuando llegamos al pie, llegamos al cuerpo. Pero también más allá del cuerpo.

Allí donde la materia se une con la energía, donde los tejidos hablan un lenguaje más antiguo que las palabras, empieza una nueva forma de mirar.

Una forma de **escuchar con las manos**, de **sentir con el alma**.

La Reflexología, cuando es vivida desde el alma, es mucho más que una técnica corporal.

Es un mapa tridimensional donde confluyen los caminos de la medicina china, los chakras, los órganos y las memorias.

Es la puerta de entrada a un sistema de información profundo, invisible, que guarda claves no sólo sobre nuestra salud, sino sobre nuestro **estado energético, emocional y espiritual**.

La sabiduría de Oriente en la planta del pie

En la Reflexología Integrativa, cada zona refleja un órgano, y cada órgano, una emoción.

Esto no es casualidad: en la Medicina Tradicional China, los órganos no sólo tienen funciones fisiológicas, sino también emocionales y espirituales.

El hígado, por ejemplo, no solo filtra toxinas: también guarda la **ira reprimida** y es la sede de la **planificación**.

Los riñones almacenan el **miedo ancestral**, y también la **fuerza vital heredada de nuestros ancestros**.

Los pulmones, órganos de la respiración, son también portales del **duelo, del soltar, del dejar ir**.

Cada vez que tocamos un pie, tocamos estas memorias.

Chakras en los pies: portales de energía

En cada pie, están representados los siete chakras.

El primero, el **chakra raíz**, vibra justo en el talón, anclándonos a la Tierra.

El segundo y el tercero se expresan en el arco del pie: creatividad, poder personal, digestión de lo vivido.

El corazón tiene su eco en el empeine y el centro del metatarso.

Y el sexto y séptimo, aunque más sutiles, pueden sentirse a través del pulgar y el dorso, conectando con la intuición y la expansión de la conciencia.

Trabajar con los chakras desde los pies es permitir que la energía vuelva a circular desde abajo hacia arriba, como un río que limpia, nutre y renueva.

Lectura energética: la forma también habla

Cada pie es único. Y su forma… es una historia.

Pies largos, que muestran expansión del pensamiento.

Pies anchos, que sostienen una vida de muchas responsabilidades.

Dedos rígidos, que indican control. Dedos caídos, que reflejan cansancio o entrega.

Pies muy arqueados, que pueden mostrar a una persona que no se permite ser sostenida.

Plantas planas, que pueden hablar de una necesidad de reconectar con la seguridad interna.

La forma del pie, la dirección de los dedos, la tensión o la soltura, la temperatura y el color…

Todo habla. Todo revela. Todo es parte del lenguaje sagrado del cuerpo.

Práctica para el lector

Observá tus pies. Descalzate. Tocá con amor.

1. Sentate en silencio y llevá tu atención a los pies.
2. Observá su forma, su color, la temperatura. ¿Hay diferencias entre uno y otro?
3. Acaricialos lentamente.
   Preguntales: "¿Qué querés decirme hoy?".
4. Escuchá. No con la mente. Con el corazón.

Los cinco elementos en los pies: un mapa hacia tu esencia

La Medicina Tradicional China nos enseña que dentro de cada ser humano habitan cinco elementos: **Agua, Madera, Fuego, Tierra y Metal**.

Estos elementos no sólo organizan el universo... también organizan nuestro cuerpo, nuestras emociones y nuestro propósito.

Cada uno de ellos se expresa a través de **órganos específicos**, **funciones vitales**, **patrones emocionales**, y puede **leerse en los pies**.

Al observarlos y trabajarlos desde la Reflexología, **no sólo sanamos síntomas**, sino que recuperamos el **equilibrio interior**.

FUEGO: la llama que da sentido

- **Órganos relacionados:** Corazón – Intestino delgado – Pericardio – Triple Recalentador
- **Zona reflejada en el pie:** Debajo de los dedos (zona metatarsiana)
- **Emoción asociada:** Alegría – Amor – Conexión
- **Cuando está en desequilibrio:** Puede aparecer ansiedad, insomnio, palpitaciones, sensación de vacío afectivo
- **Cómo lo leemos:** Pies muy calientes o hiperactivos; dedos en garra o muy tensos
- **Mensaje del alma:** ¿Qué me apasiona de verdad? ¿Dónde está la chispa que enciende mi fuego?

AGUA: la profundidad que sostiene

- **Órganos relacionados:** Riñón – Vejiga
- **Zona reflejada en el pie:** Talón, arco interno y zona del tobillo
- **Emoción asociada:** Miedo – Instinto – Confianza
- **Cuando está en desequilibrio:** Sensación de amenaza constante, agotamiento, fobias, rigidez
- **Cómo lo leemos:** Talones muy duros o con grietas, arco muy pronunciado
- **Mensaje del alma:** ¿Confío en la vida? ¿De dónde saco mi fuerza cuando siento que no puedo?

MADERA: el impulso que crea

- **Órganos relacionados:** Hígado – Vesícula biliar
- **Zona reflejada en el pie:** Zona lateral externa del pie
- **Emoción asociada:** Ira – Decisión – Expansión
- **Cuando está en desequilibrio:** Frustración, estancamiento, dolores musculares, tensión en la mandíbula
- **Cómo lo leemos:** Dedos encimados, zona externa muy tensa o endurecida
- **Mensaje del alma:** ¿Estoy creciendo en la dirección correcta? ¿Qué me impide avanzar?

TIERRA: la madre que nutre

- **Órganos relacionados:** Estómago – Bazo – Páncreas
- **Zona reflejada en el pie:** Zona media del metatarso y zona del empeine
- **Emoción asociada:** Preocupación – Compasión – Sostén
- **Cuando está en desequilibrio:** Rumiar pensamientos, inseguridad, problemas digestivos

- **Cómo lo leemos:** Pies fríos, piel amarillenta, zona media abultada o sensible
- **Mensaje del alma:** ¿Me doy permiso para recibir? ¿A quién cuido más que a mí misma?

METAL: el aire que purifica

- **Órganos relacionados:** Pulmones – Intestino grueso
- **Zona reflejada en el pie:** Parte superior del dorso y borde interno
- **Emoción asociada:** Tristeza – Duelo – Inspiración
- **Cuando está en desequilibrio:** Tristeza prolongada, piel seca, sensación de vacío
- **Cómo lo leemos:** Pies con tensión en el dorso, uñas frágiles, piel opaca
- **Mensaje del alma:** ¿Qué necesito soltar para volver a respirar?

Leer los pies, es leer el propósito

Cuando aprendemos a leer los pies, no sólo observamos zonas reflejas o desequilibrios físicos.

Leemos **huellas del alma.**

- Podemos ver **fortalezas** (un pie firme, con dedos abiertos, muestra apertura y conexión).
- Podemos ver **aprendizajes pendientes** (un pie que se esconde o duele, guarda algo por decir).
- Podemos reconocer **potenciales dormidos**, dones que aún no han brotado.
- Y también vemos **historias familiares**, marcas que vienen de atrás y que elegimos transformar.

Tu pie no solo te lleva.

Tu pie te cuenta.

Te cuenta lo que tu mente olvida.

Te guía hacia eso que viniste a recordar, a aprender, a enseñar.

Y, sobre todo, a ser.

Práctica de conexión: ¿Qué elemento vive hoy en tus pies?

Busca un momento de quietud.

Sentate en un lugar cómodo, descalzate… y comenzá este pequeño viaje hacia vos misma.

Paso 1 – ***Miralos con presencia***

Observá tus pies como si los vieras por primera vez.

No juzgues, no analices.

Solo miralos… ¿Cómo están hoy? ¿Cómo se sienten al tocarlos?

- ¿Están fríos o calientes?
- ¿Tenés más carga en uno que en otro?
- ¿Alguna parte te llama la atención?

Paso 2 – ***Sentí el elemento que predomina***

Ahora, cerrá los ojos y llevá tu atención hacia tus pies…

Desde la sensación corporal, permitite sentir qué **elemento** vibra más fuerte hoy en vos:

- **¿Te sentís con fuego en el pecho o ansiedad en los dedos?** Quizás es el **Fuego** el que pide atención.
- **¿Te pesa el talón, estás agotada o con miedo?** Tal vez el **Agua** necesita fluir.
- **¿Estás inquieta, frustrada o con tensión muscular?** Puede que sea la **Madera** intentando crecer.
- **¿Te preocupás mucho, te cuesta digerir las emociones?** La **Tierra** puede estar llamando.

- **¿Sentís nostalgia, necesidad de soltar algo?** Entonces el **Metal** pide liberar y respirar.

No es necesario estar segura. Solo **escuchá**.

La primera impresión suele ser la más verdadera.

Paso 3 – *Elegí una intención para hoy*

Una vez que reconozcas el elemento que vibra más fuerte, **dejá que tu alma elija** una intención simple para hoy:

"Hoy dejo que el fuego en mí se transforme en pasión y no en ansiedad".

"Hoy me entrego a la confianza del agua que me sostiene".

"Hoy me doy permiso para crecer, con la fuerza de la madera".

"Hoy me nutro y descanso en la tierra que me abraza".

"Hoy suelto y respiro el aire del metal que me libera".

Respirá profundo, tocá tus pies, y **agradecete** por este encuentro contigo misma.

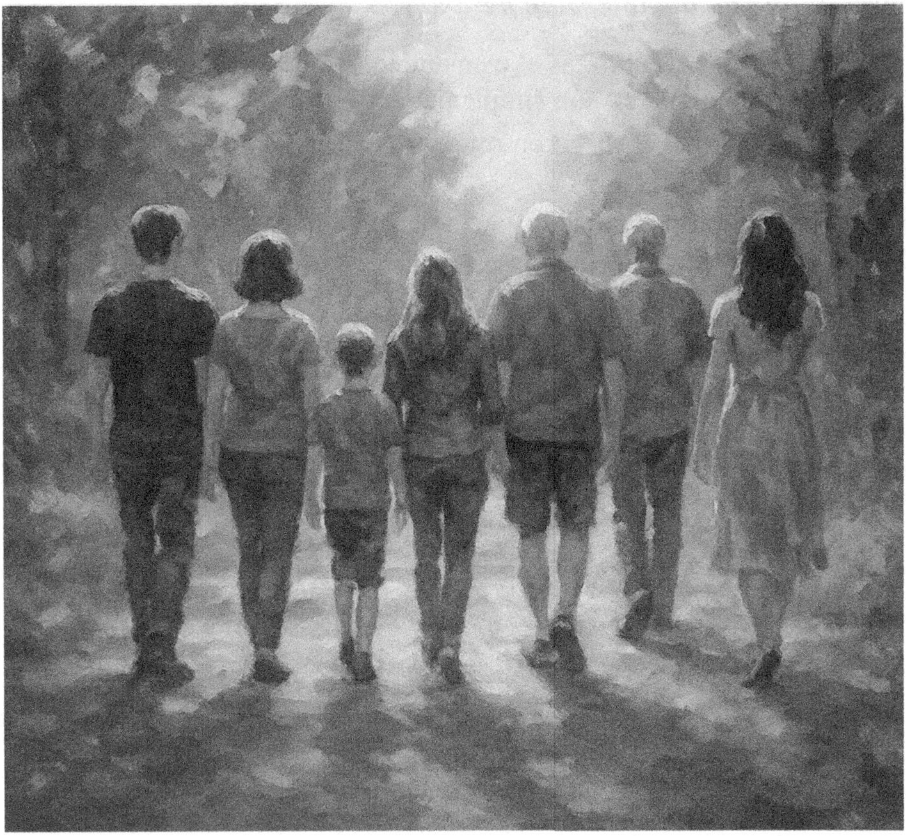

CAPÍTULO VI
HISTORIAS REALES, ALMAS REALES

Cuando el cuerpo pide lo que el alma calla.

Cada vez que una persona se recuesta en mi camilla y apoya sus pies en mis manos, algo dentro mío se detiene...

Es como si el tiempo hiciera silencio para escuchar lo verdaderamente importante.

He tenido el privilegio de acompañar a mujeres y hombres que llegaron a mi consultorio con el cuerpo tenso, la mirada apagada y el alma desconectada.

Algunos venían buscando alivio físico. Otros, sin saberlo, buscaban encontrarse.

Lo que más me conmueve es el **punto en común** que habita en casi todas las historias:

No se escuchan. No tienen tiempo para sí.

Están siempre en función de los demás. Quieren agradar, resolver, sostener, cumplir.

Y en esa carrera hacia afuera, olvidan su propia raíz.

La entrega que agota

He conocido madres maravillosas que dan todo por sus hijos, pero que no recuerdan cuándo fue la última vez que respiraron profundo solo por ellas.

Mujeres trabajadoras que sostienen hogares enteros y no pueden poner un límite sin culpa.

Personas tan acostumbradas a correr, que cuando por fin frenan... se sienten vacías.

En sus pies encuentro reflejado ese cansancio crónico, esa desconexión interna.

Los dedos que no se abren, el talón endurecido, el color apagado de la zona del plexo solar.

Todo habla. Todo muestra lo que cuesta ser una misma en un mundo que exige tanto.

El momento del cambio

Pero también he visto **milagros pequeños**.

Como cuando una mujer, después de unas pocas sesiones, me dice:

"No sé qué me hiciste... pero me animé a decir que no, y no me sentí mal".

"Volví a hacer yoga, que lo había dejado hace años".

"Mi hijo me dijo que me ve más contenta. ¡Eso no tiene precio!".

Y no soy yo quien hace eso. Es su alma que empieza a recordar el camino.

La Reflexología es solo la llave que abre esa puerta interna.

Es el abrazo silencioso que permite que el cuerpo vuelva a confiar en la vida.

Cuando el alma despierta

Estas historias no tienen finales perfectos.

Porque cada proceso es único y sigue su curso.

Pero lo que sí tienen es **esperanza**.

La certeza de que, cuando una persona se elige, aunque sea por un ratito... **todo puede empezar a sanar**.

A veces el gran cambio empieza simplemente por **detenerse**.

Apoyar los pies. Respirar. Escucharse.

Y sentir que, por primera vez, **estás ahí para vos**.

Testimonio 1 – *María: "Siempre para todos, nunca para mí"*

María tiene 46 años, es docente y mamá de tres hijos. Llegó a mí con un dolor constante en la zona lumbar y una angustia que no podía explicar. En sus pies, el **área del plexo solar y la zona lumbar reflejada** estaban densas, frías, cerradas.

En la segunda sesión, entre lágrimas, me dijo:

"Estoy cansada. Hace años que no sé lo que me gusta. Me perdí en ser mamá, esposa, hija... y me olvidé de ser María".

Durante el proceso, aprendió a escucharse. Empezó a reservar un espacio a la semana solo para ella.

Hoy me escribe que retomó la pintura, duerme mejor y ya no se siente culpable por decir que no.

Testimonio 2 – *Carla: "Tenía todo... menos paz"*

Carla tiene 39 años y trabaja en una empresa muy exigente. Al llegar, me dijo que no tenía síntomas físicos, pero que sentía un **vacío constante**. En su pie izquierdo, observé una **tensión en la zona del corazón** y **una falta de flexibilidad emocional** en la musculatura del empeine.

En la quinta sesión, con voz suave, compartió:

"No puedo creer que lloré... Hacía años que no lloraba. Y fue alivio, no tristeza".

Carla entendió que su cuerpo también necesitaba hablar. Y que no todo se trata de hacer, lograr y avanzar.

Ahora medita, camina descalza los fines de semana y dice que volvió a "sentir su alma".

Testimonio 3 – *Ana: "Mi cuerpo gritaba, yo no escuchaba"*

Ana es abogada, tiene 51 años. Llegó con migrañas, colon irritable y un nivel de estrés altísimo. Al observar sus pies, noté rigidez extrema en la **zona del diafragma**, y **contracturas reflejas en hígado e intestinos**.

En su tercera sesión, rompió el silencio:

"Siempre me ocupé de todo... menos de mí. Sentía que si frenaba, el mundo se caía. Pero se me estaba cayendo a mí por dentro".

Comenzó un proceso de reencuentro, de descanso, de volver a sí.

Hoy dice que su cuerpo ya no grita... porque ella aprendió a escuchar.

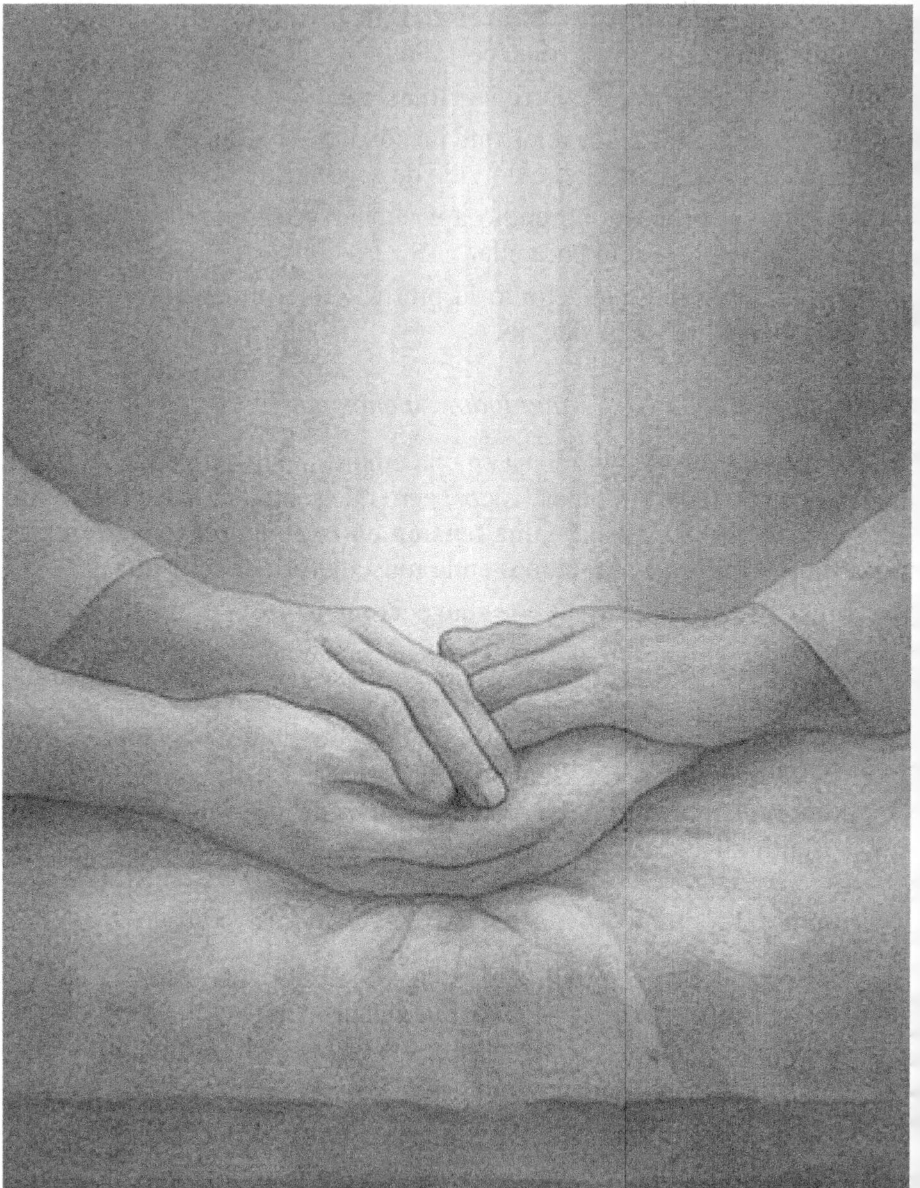

CAPÍTULO VII
MENSAJES DESDE LA CAMILLA –
Canalizaciones que llegan durante las sesiones

"No son mis manos las que eligen qué hacer. Es la energía superior la que, silenciosamente, me conduce a cada zona, a cada respiro, a cada alivio".

Cada sesión de Reflexología es un encuentro único e irrepetible. Cuando un consultante se recuesta en la camilla, no solo trae su cuerpo: trae también su historia, sus emociones, sus silencios y sus búsquedas. En ese instante sagrado, cierro los ojos, respiro profundo e invoco la presencia de la divinidad de la persona que tengo frente a mí. Llamo también a los ángeles, arcángeles, elementales, ondinas y maestros ascendidos, para que sean ellos quienes guíen mis manos y me muestren lo que cada alma necesita recibir.

No recibo mensajes con palabras exactas ni revelaciones literales. Lo que llega es más sutil: una intuición, un impulso en las manos, una certeza de que debo permanecer en un punto específico o desplazarme hacia otro. A veces es un calor, otras un frío, otras una vibración. Es como si mis manos se volvieran antenas, conectadas con un saber mayor que yo. Esa guía invisible me indica el camino para acompañar y aliviar.

El consultante con ansiedad

Recuerdo una persona que llegó con una ansiedad intensa, casi sin poder sostener la respiración. Apenas toqué sus pies, sentí un temblor en mis manos, una corriente nerviosa que pedía calma. Mis dedos se quedaron en la zona del plexo solar y el diafragma, sin querer moverse de allí. Poco a poco, la respiración del consultante comenzó a acompasarse, el pecho se aflojó, los suspiros fueron más profundos y el rostro se relajó. El mensaje que me llegó fue simple y claro: *la calma llega cuando el cuerpo recuerda que puede confiar.*

El consultante con dolor físico

Otra vez atendí a alguien con un dolor lumbar intenso. Yo desconocía los detalles, pero al tomar contacto con sus pies, sentí un calor fuerte que me llevó a la zona refleja de la columna y el sacro. Era como si mis manos se imantaran allí, sosteniendo y liberando al mismo tiempo. Mientras trabajaba, el consultante comentó que sentía un alivio como "si alguien me sostuviera la espalda desde adentro". El mensaje no fue en palabras, sino en vibración: *donde hubo carga, ahora hay sostén.*

El consultante en duelo

También atendí a una persona atravesando un duelo. Apenas posé mis manos, percibí un silencio muy profundo, que me pedía suavidad. Sin pensarlo, fui hacia las zonas reflejas del corazón y del sistema linfático. El consultante lloró durante gran parte de la sesión, pero al final me dijo que sentía "un alivio como si hubiera podido soltar parte de la tristeza que no encontraba cómo expresar". El mensaje fue claro: *las lágrimas también son medicina, y a veces los pies abren la puerta para que el alma se exprese.*

Cada una de estas experiencias me recuerda que no soy yo quien hace el trabajo, sino un canal a través del cual la energía divina se expresa. Los pies se convierten en el mapa donde la vida deja señales, y mis manos en las lectoras que interpretan esas huellas. Lo que ocurre en la camilla es sagrado: un puente entre lo visible y lo invisible, entre lo físico y lo espiritual.

En cada encuentro confirmo que la Reflexología es mucho más que una técnica: es un diálogo silencioso entre el cuerpo y el alma, guiado por la sabiduría de lo Alto.

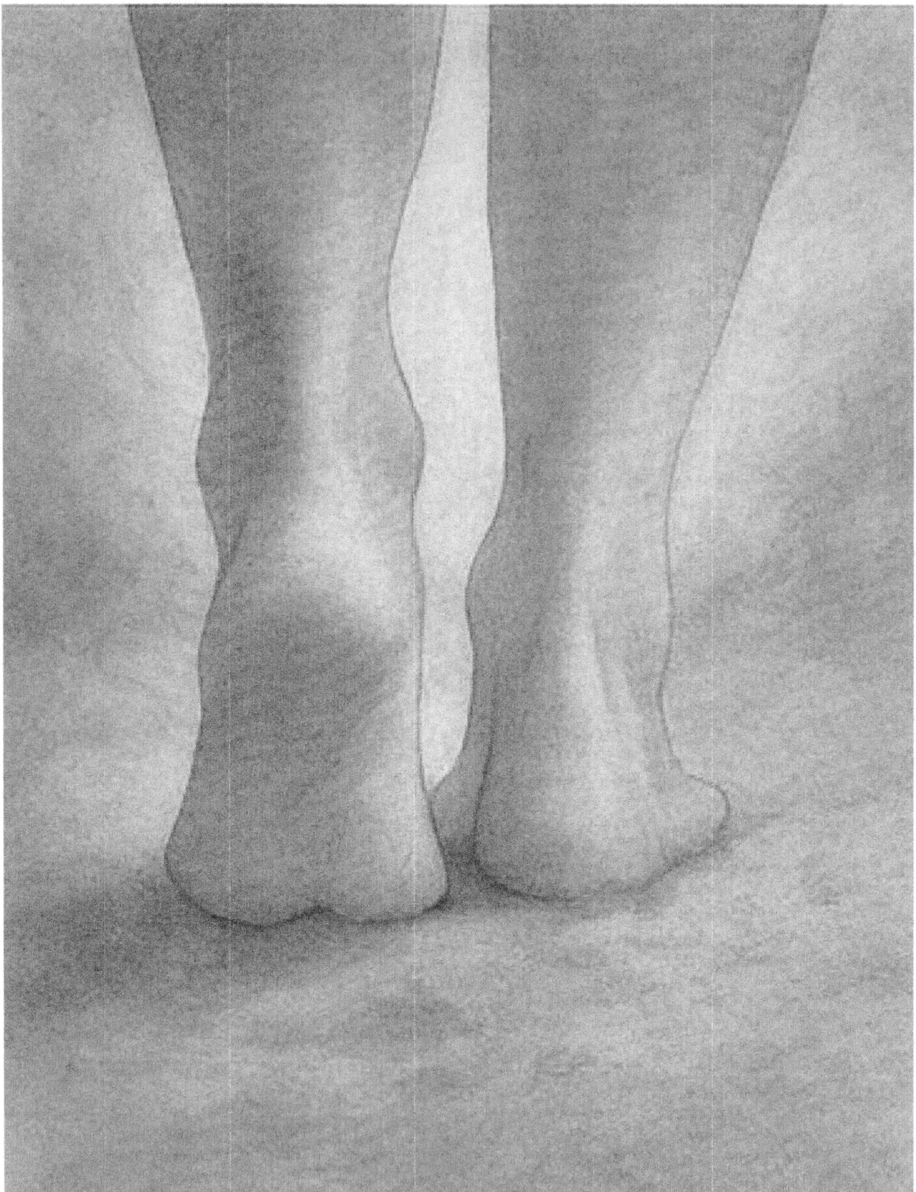

CAPÍTULO VIII
EL PROPÓSITO QUE TE CAMINA
–Cómo tu vocación es también tu camino evolutivo

Hay algo misterioso y a la vez luminoso en el hecho de descubrir tu vocación. No se trata solo de una elección profesional, ni de una decisión racional. Es un llamado que nace desde lo más profundo del alma, un pulso que empieza a caminarte desde adentro y que, cuando le prestas atención, te transforma.

En mi caso, la Reflexología no llegó como una técnica más que aprender, sino como un sendero que me eligió tanto como yo lo elegí. Cada paso que di con esta terapia fue, en realidad, un paso hacia mí misma. Descubrí que el propósito no es un destino fijo ni un logro a alcanzar, sino una manera de transitar la vida con sentido.

La vocación no es solo algo que ofreces al mundo: es también lo que te pule, lo que te enfrenta con tus miedos, lo que te hace crecer y evolucionar. Cada consultante que llega a mi camilla me trae un espejo, una enseñanza, un recordatorio de que el servicio que brindo también me transforma a mí.

Así comprendí que el propósito te camina: no lo cargas, no lo arrastras, no lo impones. Él avanza contigo, te abre puertas, te revela quién eres, y te invita a ser más auténtica, más consciente, más humana.

Porque al final, tu propósito no es algo que tengas que buscar afuera ni una meta inalcanzable que algún día llegará. Tu propósito ya habita en vos, te respira, te camina, y se va revelando en cada decisión, en cada encuentro, en cada acto de amor que ofreces al mundo.

La pregunta no es "¿cuál es mi propósito?", sino **¿estoy dispuesta a caminar junto a él?**

Dejarte guiar por esa fuerza interna es aceptar que tu vocación es también tu camino evolutivo, que todo lo que das vuelve en forma de aprendizaje, y que cada paso, por pequeño que parezca, tiene la huella de lo sagrado.

Tu propósito te camina. Déjate llevar.

Ritual del Propósito que Camina

Cierra los ojos. Respira profundo.

Siente tus pies en contacto con la Tierra…

Ellos guardan la memoria de todos tus pasos, de todas tus búsquedas, de todas las veces que el alma te guió aun cuando no lo comprendías.

Inhala… y al inhalar imagina que un soplo de vida entra por tus plantas, sube por tus piernas y se expande hacia tu corazón.

Exhala… y al exhalar suelta las cargas que no te pertenecen, los caminos que ya no resuenan contigo.

Ahora, en silencio, invoca con suavidad:

"Querido propósito, camina conmigo.

Muéstrame tus huellas en mi propio andar.

Recuérdame la dirección de mi alma".

Permite que tus pies hablen.

Quizá se encienda un calor, una vibración, una palabra, un símbolo, una emoción.

No juzgues. Solo recibe.

Imagina que de cada pie nace una luz dorada, como raíces brillantes que se extienden en la Tierra.

Esa luz te sostiene, te nutre y te susurra:

"Tu propósito ya vive en ti,

te acompaña en cada paso,

y guía tu evolución".

Permanece unos instantes en silencio, escuchando.

Cuando lo sientas, abre lentamente los ojos y antes de moverte, repite:

"Confío. Mi propósito me camina, y yo camino con él".

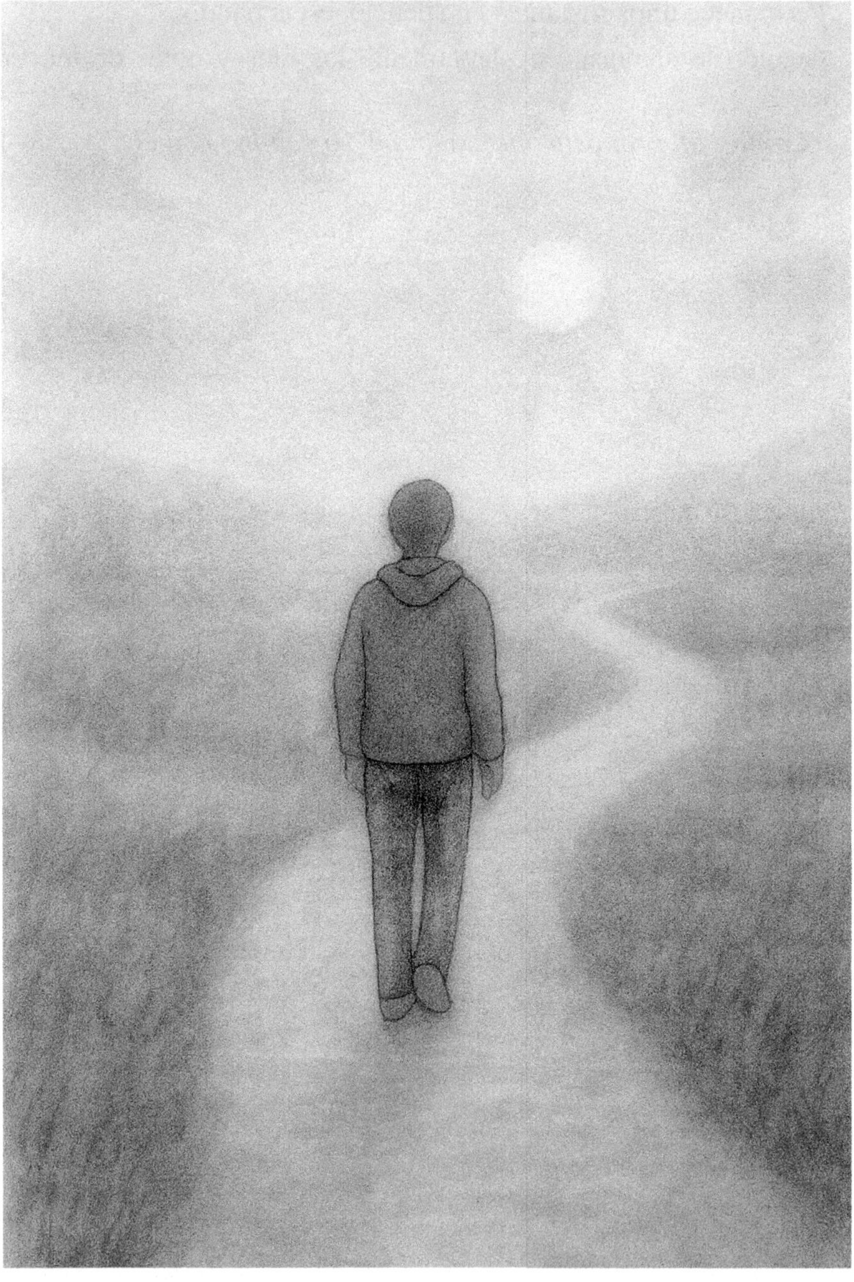

CAPÍTULO IX
CAMINAR HACIA EL ALMA –
Ejercicios, prácticas, reflexiones

El alma nos habla en silencio, en símbolos y sensaciones. Caminar hacia ella no es un destino, sino un viaje constante de escucha y apertura. Nuestros pies son los mensajeros, y cada paso es una oportunidad de conexión.

En este capítulo encontrarás ejercicios sencillos para abrir un diálogo con tu alma y con la sabiduría que tu cuerpo guarda.

1. Caminar en conciencia

- Elige un espacio tranquilo para caminar, puede ser en la naturaleza o dentro de tu casa.
- Antes de comenzar, lleva tus manos al corazón y agradece a tus pies por sostenerte.
- Camina lentamente, sintiendo cómo cada paso es un latido de la Tierra bajo tu piel.
- Imagina que con cada huella dejas grabado un mensaje: *"Estoy aquí, presente, abierto al llamado de mi alma"*.

2. Reflexión escrita: la huella de mi propósito

- Toma un cuaderno y escribe: *"Hoy mi alma me susurra..."*.
- Permite que las palabras fluyan sin pensar demasiado.
- Después, dibuja o traza la silueta de tus pies en el papel y anota dentro de cada uno las palabras, imágenes o intuiciones que surgieron.

- Observa qué mensajes aparecen: ¿qué pie se llena más?, ¿qué símbolos repite tu escritura?

3. Ejercicio de respiración y visualización

- Siéntate en una posición cómoda con los pies bien apoyados en el suelo.
- Inhala profundo y visualiza que del centro de la planta de tus pies nace una luz suave que se extiende hacia la Tierra.
- Al exhalar, siente que esa misma luz regresa desde la Tierra, subiendo por tus pies, tus piernas y tu corazón.
- Repite 7 veces, permitiendo que tu cuerpo se convierta en puente entre cielo y tierra.

4. Pequeña práctica de gratitud nocturna

Antes de dormir, lleva tus manos a los pies y masajea suavemente, aunque sea por unos segundos.

Mientras lo haces, di en voz baja:

"Gracias por guiarme, gracias por sostenerme, gracias por caminar junto a mi alma".

Estas prácticas no son rígidas: puedes hacerlas todas, elegir solo una o adaptarlas según tu sentir. Lo importante no es la perfección, sino la intención de abrir un espacio íntimo con tu ser más profundo.

Meditación guiada: Caminar hacia el alma

1. Busca un lugar cómodo, siéntate o recuéstate con los pies en contacto con el suelo o apoyados suavemente.
2. Cierra los ojos y lleva la atención a tu respiración. Inhala profundo y exhala despacio tres veces, dejando que tu cuerpo se relaje.

3. Ahora, imagina que desde el centro de tus pies comienzan a brotar raíces luminosas que penetran la tierra. Siente cómo cada raíz te ancla, te sostiene y te recuerda que perteneces a la vida.
4. Visualiza que, con cada inhalación, la energía de la Tierra asciende por esas raíces y recorre tus piernas, tu abdomen, tu pecho, hasta llegar a tu corazón.
5. Permanece unos instantes en tu corazón y pregúntale suavemente: **"¿Qué propósito quiere caminar conmigo hoy?"**. No busques respuestas inmediatas; deja que llegue una sensación, una palabra, una imagen o simplemente un suspiro.
6. Agradece lo que se haya manifestado, aunque sea apenas una chispa. Confía en que tu alma te habla en su propio lenguaje.
7. Lentamente, vuelve a tu respiración, mueve tus manos y pies, y cuando lo sientas, abre los ojos.

Reflexión final para el lector: cada paso que das es una conversación entre tu alma y la Tierra. La práctica consiste en escucharlos caminar juntos.

Ficha práctica: Diario del Caminante

Fecha: ______________________________

1. Sensaciones físicas

Al conectar con la Tierra, sentí en mi cuerpo:

....

....

....

2. Imágenes o símbolos

Durante la meditación apareció (imagen, color, palabra, símbolo):

....

....

....

3. Mensaje interior

Lo que mi alma me susurró fue:

....

....

....

4. Pequeño paso

El gesto concreto que puedo dar en los próximos días para honrar este mensaje es:

....

....

....

Este espacio es tuyo. Escríbelo con libertad, sin juzgar ni corregir. Cada palabra es un puente hacia tu propósito.

....

....

....

....

....

....

....

....

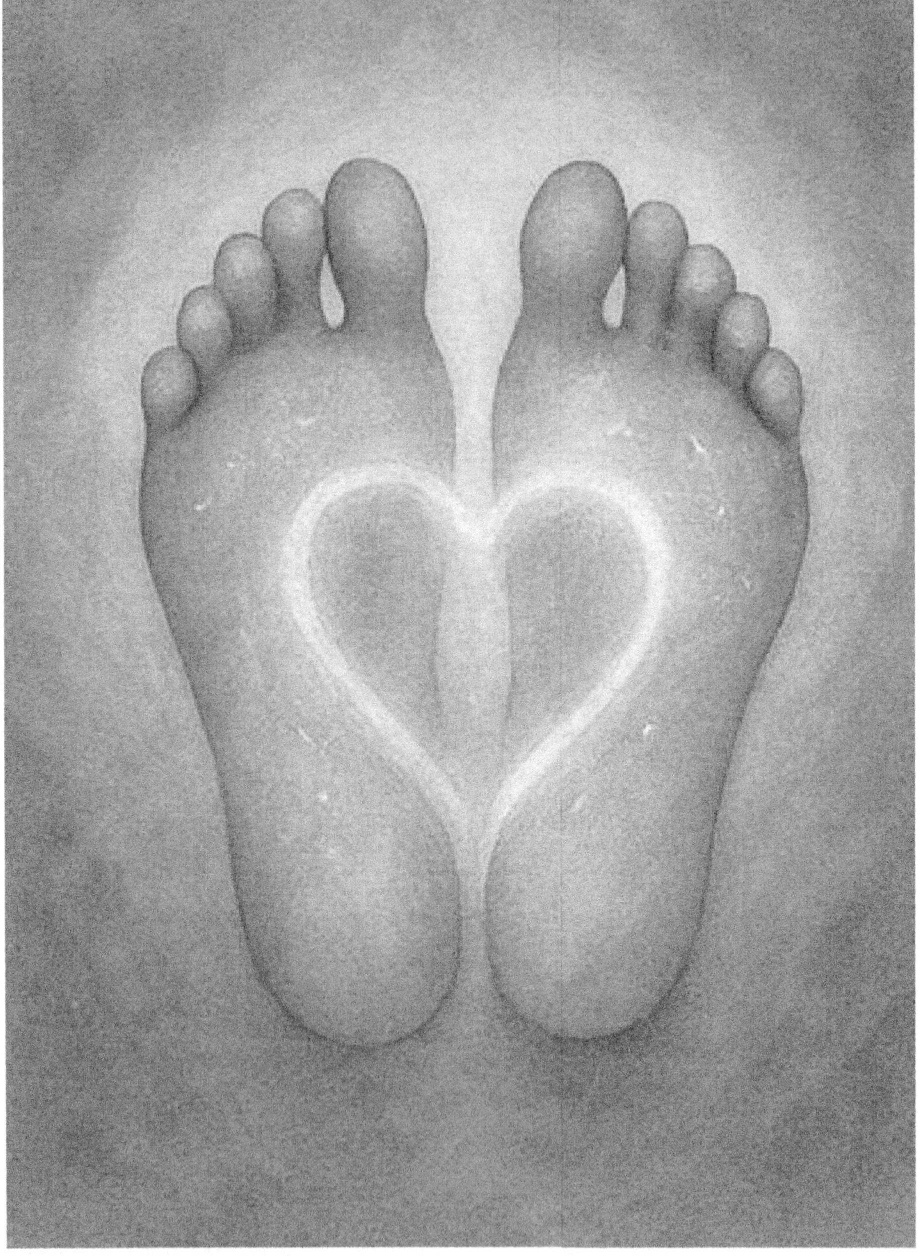

CAPÍTULO X
Y AL FINAL, VOLVER AL CORAZÓN DE LOS PIES

Cuando el camino parece dispersarse en mil direcciones, cuando la mente se llena de preguntas, cuando el corazón duda entre avanzar o quedarse… siempre hay un lugar seguro al cual regresar: los pies.

Ellos son el corazón silencioso de nuestro andar. Cada paso, cada huella, es un recordatorio de que la vida no se piensa solamente, sino que se transita. Los pies nos devuelven a lo esencial: la tierra que nos sostiene, el cuerpo que nos habita, la respiración que nos recuerda que estamos aquí, ahora.

Volver al corazón de los pies es regresar al punto de inicio, al centro donde todo comenzó. Es reconocer que no importa cuánto hayamos buscado afuera, cuánto hayamos leído o aprendido, la verdadera sabiduría estaba siempre bajo nosotros, esperando a que pusiéramos atención.

Los pies nos invitan a humildad. Ellos no hablan fuerte, no buscan protagonismo. Sin embargo, sostienen todo nuestro peso, cargan nuestras historias, y aún así nos conducen con amor hacia lo nuevo. Cuando los tocamos, cuando los escuchamos, cuando nos detenemos a honrarlos, algo en nosotros se ordena y se pacifica.

En este retorno al corazón de los pies comprendemos que la Reflexología no es solo una técnica, sino un lenguaje de amor, de encuentro con uno mismo y con lo sagrado. Es volver al inicio para reconocer que cada paso dado tenía un propósito, y que cada dolor o tensión no eran castigos, sino mensajes que el alma quiso dejarnos en la piel.

Al final del recorrido, el alma sonríe: lo que buscábamos tan lejos estaba tan cerca, tan callado, tan profundo… justo allí, en la raíz de nuestro andar.

Ejercicio de Integración: Volver al corazón de los pies

1. **Encuentra tu lugar de calma**

   Siéntate cómodamente en una silla, con ambos pies apoyados en el suelo. Cierra los ojos y permite que tu respiración se suavice.

2. **Reconoce a tus pies**

   Lleva tu atención hacia ellos. Sin moverlos aún, siente su contacto con la tierra. Percibe su peso, su temperatura, su silencio.

3. **Respira hacia abajo**

   Imagina que con cada inhalación la energía desciende suavemente desde tu cabeza hasta llegar a tus pies. Con cada exhalación, tus pies se arraigan más a la tierra, como raíces profundas que te sostienen.

4. **Escucha su latido**

   Coloca tus manos sobre los pies –o simplemente lleva tu atención allí– y percibe que dentro de ellos hay un corazón silencioso que late contigo. Permanece unos instantes sintiendo ese pulso.

5. **Mensaje desde la raíz**

   Pregúntales en silencio: *"¿Qué necesitan de mí hoy? ¿Qué mensaje me regalan para continuar mi camino?"*. No fuerces la respuesta. Quizás llegue como una palabra, una imagen, una sensación o simplemente una calma profunda.

6. **Agradece y regresa**

   Honra a tus pies con gratitud: ellos te trajeron hasta aquí y seguirán caminando contigo. Respira profundo y, cuando lo sientas, abre los ojos suavemente.

Este ejercicio puede durar entre 5 y 10 minutos y está pensado para que el lector lo sienta como un **regreso amoroso al centro de sí mismo**.

CAPÍTULO XI
EL SENDERO QUE CONTINÚA

Al llegar al final de este recorrido, pareciera que el libro pide un punto final. Pero la verdad es que todo lo que has leído no está hecho para concluir, sino para despertar algo en ti. Estas páginas han sido un puente, un llamado, un espejo. Y lo que se abre ahora es mucho más grande que cualquier palabra escrita: tu propio camino.

Los pies, guardianes silenciosos, ya han entregado sus secretos. Pero queda aún una enseñanza más profunda: **el movimiento nunca termina**. Cada paso que das, incluso el más pequeño, contiene en sí la posibilidad de transformación. No se trata de llegar rápido, ni de alcanzar una meta fija, sino de caminar con conciencia, reconociendo que cada huella que dejas sobre la tierra es única, irrepetible y sagrada.

Quizás, al cerrar este libro, notes algo distinto. Tal vez observes tus pies con un cariño renovado, como quien descubre un tesoro que siempre estuvo ahí. Tal vez sientas que tu andar puede volverse más ligero, más confiado. Y quizás, sin darte cuenta, comiences a agradecer por cada paso, incluso por aquellos que parecieron difíciles, porque fueron ellos los que te trajeron hasta aquí.

Este capítulo no es un adiós. Es una invitación a seguir escribiendo tu propia historia con el andar de cada día. La verdadera obra no está en estas páginas: está en tu vida, en la forma en que eliges caminar hacia lo que anhela tu alma.

Recuerda que no hay camino equivocado si lo recorres con apertura. No hay error en quien se anima a moverse, porque incluso el tropiezo enseña, incluso el desvío revela. Y así como tus pies se adaptan al suelo, tu ser se adapta a la vida, aprendiendo a fluir con lo que llega, confiando en lo que se va.

Este libro termina, pero tu viaje comienza de nuevo. Cada amanecer te dará la oportunidad de elegir cómo caminar, con qué actitud, con qué corazón.

Que tus pasos sean firmes cuando lo necesites, y livianos cuando sea tiempo de soltar. Que nunca olvides que en cada pisada late la fuerza de todos los que caminaron antes que tú, y el brillo de todos los caminos que todavía esperan ser descubiertos.

El sendero que continúa está frente a ti. Ábrete a él con confianza, gratitud y valentía. Y recuerda siempre: lo sagrado no está en la meta, sino en la manera en que decides andar.

EPÍLOGO

Al llegar al final de estas páginas, volvemos al inicio: a los pies.

Ellos han sido la puerta, el mapa y el camino.

A través de cada reflexión, ejercicio y experiencia compartida, pudiste ver cómo los pies guardan la memoria del alma, cómo sostienen silenciosamente tu historia y cómo te invitan, paso a paso, a regresar a ti.

La Reflexología, más que una técnica, es un lenguaje sutil: un diálogo entre el cuerpo y el espíritu, entre lo humano y lo divino. Y en cada contacto, en cada sesión, en cada respiración que baja hasta la planta de los pies, descubrimos que nunca caminamos solos.

Este libro no busca darte todas las respuestas, sino recordarte que ya las llevas dentro. Tus pies son guías humildes, firmes y amorosos. Ellos saben del dolor, de la entrega y del viaje. Te muestran que el camino espiritual no está en otro lugar, sino aquí, en cada paso consciente, en cada huella que dejas.

Que al cerrar estas páginas, no cierres el aprendizaje.

Que tus pies te recuerden, cada día, que eres caminante y camino.

Y que siempre, siempre, puedes volver al corazón de los pies...

y allí reencontrar tu alma.

Made in United States
North Haven, CT
10 November 2026

22082119R00036